AF233522

SUR LES TENSIONS INTRA-THORACIQUES

DANS LES

ÉPANCHEMENTS DE LA PLÈVRE

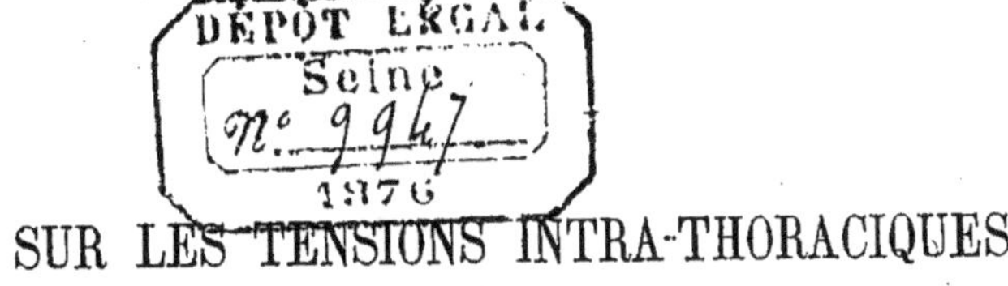

Par M. J. J. PEYROT
Aide d'anatomie de la Faculté.

Sous l'influence des épanchements pleuraux, un peu abondants, soit liquides, soit gazeux, les tensions intra-thoraciques paraissent subir des modifications importantes encore peu connues. Je n'ai pas la prétention de traiter à fond, dans ce travail, une question sur laquelle je n'ai pu faire encore que peu de recherches: Il me suffira d'avoir attiré l'attention des observateurs sur un point de physiologie pathologique plus important peut-être qu'on le croit généralement.

I. Chaque poumon, chez l'homme, occupe dans la poitrine une loge constituée par trois parois plus ou moins mobiles; parois costale, diaphragmatique, médiastine. Il la remplit complètement, et s'y trouve toujours à l'état d'extension forcée, de telle sorte qu'il reviendrait sur son hile par l'effet de son élasticité si le feuillet viscéral de la plèvre pouvait abandonner le feuillet pariétal. Mais la pression atmosphérique maintient ces deux feuillets accolés. Par suite, l'élasticité pulmonaire qui n'a pas perdu ses droits, s'exerce sur les parois mêmes de la loge qui contient le poumon. Elle tend à entraîner chaque point de ces parois vers le centre de la cavité pleurale. Son intensité est très-variable suivant le moment considéré. Nulle si nous supposons les parois resserrées au point de réduire la capacité pleurale à l'espace même qu'occuperait le poumon librement rétracté sur son hile, elle s'accroît rapidement à mesure que ces parois s'écartent. Le poumon se comporte comme tous les corps élastiques. Sa force élastique n'est pas simplement proportionnelle à l'extension qu'il subit; elle acquiert rapidement une grande intensité lorsque cette extension est poussée à un degré un peu considérable (1).

Du côté de la paroi costo-cervicale de la loge pulmonaire, l'augmentation de la force élastique du poumon pendant une forte inspiration se traduit par l'affaissement de toutes les parties molles du thorax. On voit, tandis que la paroi pectorale s'écarte en masse, fléchir les espaces intercostaux, et de la même façon le triangle sus-claviculaire se creuser. C'est bien à l'élasticité pulmonaire qu'il faut attribuer ce phénomène, et non à la prépondérance d'ailleurs réelle, mais très-faible, de la pression atmosphérique sur la pression intra-pulmonaire. En effet, si l'on arrête le thorax à la fin d'une forte inspiration, dans l'attitude de sa plus grande ampliation, l'affaissement des parties molles persiste aussi longtemps que dure cette position. Il ne se fait plus cependant aucun appel d'air extérieur.

L'attraction exercée par le poumon sur le diaphragme est bien connue. C'est elle qui maintient à ce muscle sa forme en voûte sur le cadavre, après même l'ouverture de l'abdomen et l'ablation de tous les viscères que contient cette cavité.

L'élasticité pulmonaire agit enfin sur la cloison médiane du thorax, sur le médiastin, comme sur le reste de la loge pulmonaire. Elle tend à ramener vers le centre de la cavité pleurale chaque point de la cloison médiastine, aussi bien que chaque point du diaphragme ou de la paroi costale. Le médiastin est constitué principalement par un ensemble de cavités et de canaux qui représente la portion centrale du système circulatoire. Comme chaque poumon agit de la même façon sur le feuillet médiastin qui lui correspond, toutes ces parties sont constamment sollicitées à se dilater. Elles sont placées dans les mêmes conditions que si elles étaient plongées dans un milieu raréfié. Cette action est, naturellement, d'autant plus sensible que l'organe considéré a des parois plus minces. La tension du sang

(1) Voyez Donders, Contribution à la physiologie de la respiration et de la circulation, in Zeitschrift für ration. Medicin. 1845-1846.

dans l'oreillette droite, au moment de la contraction, atteint à peine 2 millim. 1/2. Dans la veine cave supérieure, elle ne devient presque jamais positive. C'est une loi bien établie aujourd'hui, contrairement à l'opinion de Barry et de Bérard, que le sang veineux arrive au cœur par la veine cave supérieure et même par la première portion de l'inférieure (à partir des veines sus-hépatiques), pendant l'expiration comme pendant l'inspiration. L'aspiration thoracique est continue, parce que l'élasticité pulmonaire n'est jamais satisfaite dans la respiration normale. Ce n'est pas à dire, bien entendu, que cette aspiration ait la même énergie dans les deux temps de la respiration.

II. Si les substances épanchées dans la cavité pleurale se bornaient à combler l'espace qui s'établit par la rétraction du poumon après l'ouverture de cette cavité, elles s'y trouveraient à une tension justement égale à celle de l'atmosphère, au moins au moment de l'inspiration. Mais les épanchements, de quelque nature qu'ils soient, deviennent le plus souvent trop abondants pour tenir sans effort dans la loge où ils tombent. Dès lors ils tendent à augmenter les dimensions de cette loge en écartant ses parois dans tous les sens. Or, les parois de la loge pulmonaire sont plus ou moins élastiques. Elles se laissent refouler; mais elles réagissent à leur tour et entretiennent dans le milieu liquide ou gazeux qui les presse une tension variable.

Il n'est pas besoin d'un épanchement très-abondant pour que cette tension puisse être supérieure à la pression atmosphérique. Quelques faits observés sur le cadavre le montrent bien.

Toutes les fois que l'on pratique à l'amphithéâtre, avec un bistouri, une ponction en un point quelconque du thorax, sur un sujet mort avec un épanchement pleural, le liquide poussé par la pression intra-thoracique s'écoule immédiatement.

Cet autre fait m'a été communiqué par mon ami le Dr Rosapelly. Il eut l'idée de chercher avec le Dr Mocquot l'état de l'élasticité pulmonaire sur le cadavre, dans deux cas de pleurésie double. Il adapta à la trachée, comme dans l'expérience bien connue de Carson, un tube qui communiquait avec un manomètre à eau, et il ouvrit successivement les deux cavités pleurales. On sait que sur un sujet dont les poumons sont sains, l'eau du manomètre serait au moment de cette ouverture, refoulée vers l'extérieur par l'air contenu dans les poumons, et ferait constater une pression de plusieurs centimètres qui est précisément la mesure de l'élasticité pulmonaire. Dans les deux expériences de Rosapelly et Mocquot, l'effet fut inverse. La sérosité épanchée s'écoulant, on constata une détente de la tension des gaz intra-pulmonaires. Il y eut chaque fois aspiration de l'eau contenue dans le tube manométrique, et cette aspiration détermina l'ascension d'une colonne d'eau de 4 cent. dans un cas, de 10 cent. dans l'autre.

L'existence d'une tension intra-pleurale considérable devient évidente à la simple inspection de certains malades, dans le pneumothorax surtout. Le développement du côté malade, la tension, l'élasticité, la saillie des espaces intercostaux ne laissent aucun doute à ce sujet. On a vu dans des cas de ce genre, la ponction faite avec le trocart, soit après la mort, soit même pendant la vie, donner issue à des gaz qui s'échappaient avec bruit par la canule pendant un certain temps.

Lorsque l'on fait la thoracentèse avec le trocart ordinaire, le liquide peut aussi être projeté à une certaine distance pendant toute la durée de son écoulement. On trouve ce fait cité dans plus d'une observation datant d'avant l'emploi du trocart à baudruche. Ce n'est jamais au commencement d'une thoracentèse que la baudruche est utile pour empêcher l'introduction de l'air dans la poitrine, mais seulement vers la fin de l'opération, lorsque la plèvre a eu le temps de se débarrasser de l'excès de pression à laquelle elle était soumise.

La mensuration directe, au moyen du manomètre, de la tension d'un épanchement pleural ne me paraît pas avoir été faite jusqu'ici par d'autres observateurs. J'ai eu l'occasion de la pratiquer dans un cas malheureusement unique. L'appareil dont je me suis servi est d'une application tellement facile que je ne doute pas d'en voir généraliser l'emploi, si comme je le pense, les médecins jugent utile de se rendre compte, au moins dans certains cas, de la pression intra-pleurale au cours de la pleurésie.

Un tube en Y, muni d'un robinet sur chacune de ses branches de bifurcation, est construit de façon à pouvoir être monté sur le trocart de l'appareil aspirateur de Potain par sa branche principale. L'une des branches de bifurcation est mise en communication avec la chambre à air raréfié de l'appareil aspirateur, et par elle se trouve en quelque sorte rétabli l'instrument d'aspiration primitif. L'autre branche reçoit un manomètre à eau ou à mercure. Le manomètre est comme on le voit indépendant de l'appareil aspirateur. Immédiatement après la ponction de la plèvre, on peut prendre la tension intra-pleurale avant toute aspiration. On peut ensuite, à un moment quelconque de l'opération, fermer par le robinet qui le commande l'appareil aspirateur, et déterminer la tension nouvelle.

Je me suis servi de cet instrument sur un malade de la Charité, que M. Woillez a eu la bonté de me permettre d'examiner vers la fin du mois de novembre dernier. Ce malade était atteint d'un pyopneumothorax consécutif à l'ouverture dans la plèvre d'un kyste hydatique du foie. Il était dans un état de demi-asphyxie fort grave. Après l'introduction du trocart, le manomètre fut mis en communication avec la cavité pleurale, et nous pûmes constater immédiatement une tension de 3 centimètres de mercure. Les mouvements respiratoires ne produisaient pas d'oscillations très-notables dans la colonne mercurielle. L'aspiration amena au dehors 1 litre 1[2 de liquide; le tension s'abaissa à 12 millimètres; les oscillations produites par la respiration devinrent beaucoup plus apparentes. On ne poussa pas plus loin l'aspiration qui avait seulement pour but de prévenir une asphyxie imminente.

Je regrette de n'avoir que ce seul fait à présenter ici. Je pense qu'une pression intra-pleurale aussi considérable ne sera que rarement observée; mais, sans aucun doute, il n'en faut pas autant pour que le fonctionnement des organes thoraciques soit complètement troublé.

III. Le premier effet de la pression qu'exerce autour de lui un épanchement pleural, est *la déformation, l'agrandissement de la loge pulmonaire*. Lorsque des pleurésies antérieures ont déterminé l'établissement d'adhérences plus ou moins étendues, cette déformation n'a rien de régulier. Elle est commandée par la disposition des liens qui unissent l'un à l'autre les feuillets de la plèvre. Sur un sujet dont la cavité pleurale est restée libre, ou à peu près, elle se présente au contraire d'une façon assez régulière. On peut étudier cette déformation sur chacune des trois parois qui constituent la loge pulmonaire.

La paroi costale, du côté où siége l'épanchement, éprouve un changement d'aspect qui saute aux yeux le premier. Le côté malade est plein, développé. Il offre une voussure très-facile à apprécier, souvent même avec des épanchements fort modérés. A le voir et à le toucher, on reste persuadé que ses dimensions doivent être beaucoup plus considérables que celles du côté sain, et c'est avec un vif étonnement que l'on constate presque toujours par la mensuration directe avec un simple lien, ou par le cyrtomètre de M. Woillez, que le demi-périmètre du côté malade est resté à peu près égal à celui du côté sain.

Je me demande si la voussure thoracique est bien ce que l'on a cru généralement jusqu'ici, à savoir, un développement réel du côté malade en face du côté sain resté normal. Quelques expériences me portent à croire qu'elle dépend au moins en partie d'autre chose. Par le fait des épanchements pleuraux abondants, il se produit, à ce que je crois, une déformation totale de la poitrine, qui amène la production d'une sorte de *thorax oblique ovalaire*. Voici les faits à l'appui de cette opinion.

Sur un sujet choisi avec soin, de façon que l'on puisse espérer qu'il n'existe pas d'adhérences pleurales, on introduit dans la cavité de la plèvre, par une incision faite à la paroi thoracique, la canule à robinet d'une grosse seringue à injection. Avec un peu d'habitude on arrive à placer la canule et à la fixer solidement sans laisser l'air pénétrer dans la cavité pleurale. On peut alors injecter dans cette cavité, des quantités plus ou moins considérables de plâtre gâché à l'eau ordinaire, mais assez clair pour qu'il ne se solidifie qu'au bout d'un temps un peu long. Lorsque le plâtre est pris, on possède un moule de l'épanchement expérimental. Les particularités qu'il présente sont intéressantes à plus d'un titre. Au point de vue qui nous occupe actuellement, c'est-à-dire, au point de vue de la déformation de la paroi costale, on apréciera bien ces particularités en laissant le moule en place, et en sciant nettement, au même niveau, tout le thorax avec son contenu. La coupe que l'on obtient ainsi, montre tout d'abord un phénomène curieux, c'est que le sternum n'occupe plus sa position normale en, face de la colonne vertébrale. Il s'est transporté en totalité du côté de l'épanchement, si bien que lorsque celui-ci siége à gauche, par exemple, on voit le bord droit du sternum répondre à la partie moyenne de la colonne vertébrale ou même à son côté gauche.

En même temps, la portion cartilagineuse des côtés bombe et s'arrondit du côté malade, tandis que de l'autre côté, elle s'aplatit davantage à mesure que le sternum est plus déjeté sur le côté sain. Enfin l'angle formé par les côtes et un plan antéro-postérieur qui passerait par la colonne vertébrale, s'ouvre du côté malade, se ferme de l'autre côté.

La voussure, comme on le voit, ne semble pas formée précisément ici par le développement de la moitié du thorax où siége l'épanchement, l'autre côté conservant sa forme normale ; elle serait plutôt le résultat d'un mouvement subi à la fois par toutes les parties de la cage thoracique, qui se porteraient d'ensemble dans le sens du mamelon qui répond au côté malade.

Le phénomène le plus remarquable ici, *le déjettement du sternum* peut être encore démontré sur le cadavre par un autre procédé. Plantez sur la ligne médiane du sternum, 3 petites tiges de fer, l'une à la partie supérieure de l'os, une autre à sa partie moyenne et la troisième à la base de l'appendice xyphoïde. Mettez sur l'alignement de ces tiges, deux cordons verticaux situés l'un vers les pieds du sujet, l'autre vers la tête. Les choses étant ainsi disposées, injectez de l'eau dans la cavité pleurale ; vous verrez, à mesure que vous introduirez des quantités plus considérables de liquide, vos tiges quitter l'alignement et marcher dans la direction de la portion injectée du thorax. Chacune d'elles s'éloigne d'autant plus de sa position primitive qu'elle est plus inférieure. Avec une injection de 4 litres, celle qui occupe la base de l'appendice xyphoïde se déplace aisément de 4 à 5 centimètres. Celle qui se trouve à la portion supérieure du sternum gagne environ 2 centimètres.

Les conditions mécaniques de la déformation du thorax que je signale d'après ces expériences sont faciles à concevoir. L'épanchement, par le fait de sa tension, exerce sur tous les points de la loge pulmonaire un effort égal. La solidité des parties postéro-internes lui oppose un obstacle efficace. Les parties antérieures, plus mobiles, cèdent et sont refoulées dans le sens de la résultante des actions restées libres. Les autres portions de la loge pulmonaire, la paroi diaphragmatique et la paroi médiastine subissent du reste des refoulements encore plus considérables sur lesquelles nous allons revenir.

Ces faits expérimentaux demandent à être vérifiés sur le vivant. Si les choses se passent, au moins en partie, pendant la vie, comme dans les expériences que j'ai exposées, on saura désormais pourquoi la mensuration du thorax était si souvent en désaccord avec le simple examen de l'œil ou de la main. Un thorax peut être en effet très-asymétrique, et donner aux mains qui embrassent ses deux côtés, la notion d'une voussure unilatérale très-réelle, sans que l'une de ses moitiés ait subi une augmentation véritable dans ses dimensions.

Je ne dirai rien de l'abaissement du diaphragme qui est bien connu.

Le refoulement du médiastin mérite de nous arrêter plus longtemps. Sur le vivant, le déplacement du cœur et l'emploi attentif de la percussion permettent de reconnaître assez bien le refoulement du médiastin antérieur ; mais le refoulement des organes qui emplissent le médiastin postérieur ne peut être démontré par aucun moyen physique. L'examen de la poitrine après solidification d'une injection platrée, fournit des renseignements très-instructifs sur tous les points précédents.

Le déplacement du cœur ne consiste pas seulement dans un transport de sa partie libre, de sa pointe. Le pédicule vasculaire tout entier est refoulé par l'épanchement vers le côté sain. Le cœur subit de plus un mouvement de rotation sur son grand axe, de telle sorte que pour les épanchements du côté gauche en particulier, dans lesquels j'ai bien pu constater ce fait, le ventricule droit tend à devenir, d'antérieur qu'il était, tout à fait interne et même un peu postérieur.

La trachée, le pédicule pulmonaire sur lequel le poumon est rejeté, la crosse de l'aorte se transportent d'ensemble avec le cœur vers le côté sain. L'épanchement comprime ainsi dans une certaine mesure le poumon correspondant.

Le médiastin postérieur subit certainement lui-même, dans les épanchements considérables et rapidement formés, un effort auquel il ne resiste point. Lorsque l'on pratique une injection plâtrée dans le thorax, peu importe le côté, on voit que l'épanchement expérimental ne se borne pas à occuper les limites de la cavité pleurale dans laquelle il a été reçu, mais qu'il envoie par-dessus la colonne vertébrale une sorte de prolongement qui tend à envahir le côté sain en refoulant vers lui le médiastin. Ce prolongement forme au côté interne du moule de l'épanchement un long bourrelet qui se loge entre le pédicule pulmonaire et le cœur situés en avant, et la colonne vertébrale qui est en arrière. L'aorte qui ne peut guère se déplacer est comprimée par lui ; quant à l'œsophage, son refoulement est très-apparent. Sur les pièces que j'ai pu examiner après ces injections, ce conduit était assez tendu, et ses parois se trouvaient appliquées fortement l'une contre l'autre. Peut-être doit-on expliquer par une compression de ce genre, la dysphagie que Damoiseau a notée dans un cas de pleurésie avec épanchement abondant.

Il est probable que chez les malades, la poussée sur le médiastin postérieur n'est pas absolument comparable à celle que l'on produit dans les expériences. La différence ne doit pas tenir principalement à la quantité de l'épanchement, mais plutôt, je pense, à la lenteur plus ou moins grande de sa production. Lorsque du liquide s'accumule peu à peu dans la plèvre, l'élasticité de la loge pulmonaire semble diminuer graduellement ; une partie de ses parois, la portion diaphragmatique notamment se laisse de plus en plus affaisser, si bien que pour des épanchements ainsi formés, la tension intérieure peut être moindre que pour d'autres beaucoup moins abondants, mais développés avec une rapidité plus grande.

Troubles fonctionnels attribuables à la tension exagérée des épanchements pleuraux. A l'état normal, les organes que renferme le médiastin se trouvent plongés dans une sorte de vide relatif. Lorsqu'il existe un épanchement abondant, ils participent au contraire plus ou moins complètement à la pression intra-pleurale. Le poumon qui est resté sain tend bien à maintenir dans le médiastin l'aspiration thoracique, et peut-être y parvient-il dans les épanchements modérés ; mais dans les cas d'épanchements généraux, abondants, et surtout rapidement formés, il semble incapable d'arriver à ce résultat.

Ce fait ne paraît pas douteux pour les pleurésies doubles un peu abondantes. L'expérience de Rosapolly et Mocquot que nous avons rapportée le montre bien. De fortes inspirations pourraient peut-être ici même rétablir dans certains cas, au moins à un faible degré, l'aspiration thoracique. Mais d'autres fois la dilatation du thorax, même la plus énergique et la plus ample possible, ne saurait, je crois, y suffire. Comme dernière conséquence, l'inspiration devient ainsi incapable d'amener dans la cavité du poumon ce vide relatif qui est nécessaire à l'introduction de l'air extérieur. C'est alors que l'on voit s'établir un type respiratoire particulier, que l'on pourrait appeler *respiration par refoulement.* L'expiration devient ici l'acte principal. Elle est toujours active. Elle peut se décomposer en deux temps. Dans un premier temps la glotte reste fermée, et l'air est refoulé profondément par un effort plus ou moins énergique jusque dans la profondeur des ramuscules bronchiques ; dans un second la glotte s'ouvre et l'air est expulsé avec un soupir en aussi grande quantité que possible pour faire place à l'air nouveau qu'introduit alors une faible inspiration. Cette forme de respiration suspirieuse n'a pas été assez remarquée. Il ne faut pas croire qu'elle soit tout à fait extraordinaire ; les oiseaux respirent en partie par un procédé analogue et beaucoup d'autres animaux avec eux.

La circulation et surtout la circulation veineuse reçoit une atteinte aussi profonde que la respiration. On voit se produire des accidents qui indiquent une gêne extrême de ces grandes fonctions : la cyanose des lèvres et des extrémités digitales, le développement en massue de ces extrémités lorsque l'état asphyxique se prolonge, le refroidissement, la fréquence, la petitesse et même la disparition complète du pouls, la bouffissure de la face, l'œdème, dans des cas malheureux la coagulation du sang dans les cavités cardiaques ou dans les gros troncs vasculaires du médiastin, etc...

J'ai essayé de faire voir ailleurs (1) qu'il fallait attribuer une importance considérable à l'existence de la pression intrapleurale, dans la formation des caillots cardiaques ou vasculaires qui causent assez souvent la mort au cours de la pleurésie. Je n'y reviendrai pas.

Quant au rôle que joue la pression intra-pleurale dans la production de certains œdèmes chez les pleurétiques il est de toute évidence. Une pleurésie séreuse devient-elle rapidement purulente ; un kyste de foie se vide-t-il dans la plèvre et détermine-t-il une pleurésie suraiguë ; un épanchement purulent se putréfie-t-il en donnant lieu à une abondante exhalation de gaz; bref, par un procédé quelconque une pression intra-thoracique considérable s'établit-elle : au milieu des symptômes qui caractérisent un trouble sérieux dans la circulation, cyanose, refroidissement, etc., on voit survenir très-rapidement un œdème généralisé des plus intenses. (Voyez comme exemple curieux, l'obs. IV de ma thèse inaugurale, p. 183) (2).

Ces grands œdèmes sont bien différents des œdèmes cachectiques. Ils ne s'accompagnent pas d'albuminurie. Lorsque l'on vient à faire disparaître la pression intra-thoracique par la pleurocentèse, et surtout par la pleurotomie, on peut suivre pour ainsi dire de l'œil leur décroissance. Un petit nombre de

---

(1) J.-J. Peyrot. Etude expérimentale et clinique sur le thorax des pleurétiques et sur la pleurotomie. Thèse inaugurale, Paris, 1876, p. 33.

(2) Damoiseau a signalé dans sa thèse inaugurale ces anasarques des pleurétiques qui font penser à tort, dit-il, à des lésions incurables du cœur et des vaisseaux. Il les attribue fort bien à « la compression du poumon et au refoulement du cœur ». Damoisean, Du diagnostic et du traité de la pleurésie. Thèse Paris, 1845, p. 49.

jours, 2 à 3 quelquefois, suffisent pour qu'ils disparaissent complètement, sans que d'ailleurs on ait à noter aucun phénomène particulier de diurèse. Il est clair que dans ce cas l'obstacle à la circulation veineuse peut être seul invoqué comme cause productrice de l'accident que je signale. Des œdèmes moins considérables peuvent, bien entendu, se rencontrer sous les mêmes influences, lorsque celles-ci sont moins énergiques ou qu'elles se sont fait sentir moins brusquement.

IV. On peut faire disparaître l'excès de pression qui règne dans la cavité pleurale, par deux opérations différentes : par la ponction évacuatrice de la cavité pleurale, thoracentèse ou pleurocentèse, et par la large ouverture de la cavité pleurale, opération de l'empyème ou pleurotomie.

a. Par la ponction évacuatrice, avec ou sans l'emploi d'appareil aspirateur, on fait vite disparaître l'excès de pression qui existait dans la cavité pleurale. Attimont (1) insiste avec beaucoup de raison sur « la sédation immédiate de tous les accidents fonctionnels préexistants, aussitôt après l'issue d'une quantité même minime du liquide épanché; » et il fournit de nombreuses observations à l'appui de son dire. Il est évident que la brusque atténuation de tous les symptômes s'explique très-bien par la brusque diminution de la pression intra-pleurale qui les provoquait presque tous.

Lorsque la soustraction du liquide épanché se fait au moyen d'un appareil aspirateur, on peut arriver très-probablement non-seulement à faire disparaître l'excès de pression qui existait dans la cavité pleurale, mais encore à y créer à nouveau une tension négative plus ou moins considérable. L'effort de l'appareil aspirateur en s'exerçant à l'intérieur de la cavité pleurale, bande en quelque sorte l'élasticité de ses parois.

Si le poumon est facilement dilatable, il cède alors à la pression atmosphérique, se laisse dilater et enfoncer dans la cavité pleurale. Ce retour au volume primitif se fait la plupart du temps sans accidents sérieux ; mais d'autres fois il s'ac-

(1) Attimont. De la paracentèse dans la pleurésie purulente, th. inaug., Paris, 1869, p. 7 et suivantes.

compagne de douleurs extrêmes, et de divers phénomènes graves, parfois mortels, comme ceux qui constituent ce que l'on a nommé l'œdème aigu du poumon.

Lorsque la pleurésie est très-ancienne et que le poumon surchargé de fausses membranes ou profondément altéré ne se dilate pas aisément, il faut bien qu'un nouvel épanchement liquide vienne combler le vide relatif créé par l'aspiration. Quelquefois — toujours dans le cas de pleurésie purulente — au lieu d'un liquide c'est un gaz qui apparaît alors. Il se passe là un phénomène identique à celui qui s'observe encore assez souvent à la suite des ponctions pratiquées pour vider des abcès froids, des collections sanguines à parois épaisses, de grands kystes purulents et notamment des kystes de l'ovaire. La diminution de la pression dans le foyer semble favoriser la putréfaction du liquide ou sa fermentation, même à l'abri de l'air extérieur. J'espère pouvoir montrer prochainement que le pneumothorax sans perforation, à la suite de la déplétion thoracique, dans le cas de pleurésie purulente, peut être mis hors de doute.

Comme on le voit il peut y avoir quelques inconvénients à remplacer brusquement dans la cavité close de la plèvre une pression positive trop forte par une pression négative plus ou moins marquée. Il y aura lieu de rechercher jusqu'à quel degré dans les divers cas, l'aspiration peut être poussée sans inconvénient. Peut-être dans l'avenir trouvera-t-on intérêt à munir les appareils à pleurocentèse d'un manomètre qui permette de constater le moment où la pression négative atteint le point encore indéterminé qu'il ne faut pas dépasser.

b. Les phénomènes précédents ne se rencontrent jamais après la pleurotomie. Dès que la cavité pleurale est devenue béante par le fait de l'opération de l'empyème, la tension exagérée qui y régnait disparaît et du coup sont supprimés ou fortement atténués les phénomènes fâcheux qu'elle entretenait. Le diaphragme tend à reprendre sa forme normale ; le cœur revient presque immédiatement à sa place ordinaire ; toutes les fonctions qui se trouvaient gênées par la pression intra-thoracique deviennent plus libres.

Il faut remarquer surtout qu'après l'accès de l'air extérieur, la pression qui s'exerce sur le poumon est toujours moindre qu'elle était auparavant. Loin donc d'exposer cet organe à s'aplatir davantage sur son hile, comme l'ont craint tant de chirurgiens qui prenaient pour éviter cette invasion de l'air des précautions minutieuses mais toujours inutiles, l'ouverture de la plèvre le met dans la possibilité d'obéir beaucoup plus facilement aux diverses forces qui peuvent tèndre à produire son expansion.

La lecture de presque toutes les observations montre que les malades sont immédiatement soulagés. Souvent ils déclarent que leur bien-être se prononce de plus en plus à mesure que l'écoulement des substances épanchées se fait au dehors.

Quelquefois cependant, il survient des troublés passagers ; une tendance à la syncope, une respiration un peu désordonnée qui portent les chirurgiens à suspendre un instant l'écoulement. Ces accidents ne paraissent pas avoir acquis jamais une véritable gravité. Ils résultent probablement surtout des sensations nouvelles qu'éveille l'introduction brusque de l'air dans la cavité pleurale. Ils disparaissent rapidement, et d'ailleurs je le répète, ils manquent presque toujours.

Le poumon n'est donc pas aplati de force sur son hile ; il n'est pas non plus obligé de se dilater rapidement comme cela lui arrive quelquefois après la thoracentèse. La pression atmosphérique règne également sur la face bronchique et sur la face pleurale de chaque lame pulmonaire. Aussi n'a-t-on jamais observé après la pleurotomie quelque chose qui ressemblât à l'œdème aigu du poumon.

La diminution de la pression sur le médiastin, le rétablissement de l'aspiration thoracique, et partant l'accès plus facile du sang veineux dans le cœur droit influent de la manière la plus heureuse sur la circulation générale. Le pouls qui était très-fréquent, mou, dépressible, se relève rapidement ; mais il est à remarquer que longtemps après l'ouverture de la poitrine il reste encore assez fréquent, ainsi que M. Moutard-Martin nous l'a fait remarquer. La cyanose se dissipe assez souvent en quelques heures ; dans l'espace de peu de jours on voit disparaître les grands œdèmes dont j'ai parlé. J'ai vu dans un cas (obs. II de ma thèse inaugurale), les doigts qui avaient subi au plus haut degré la déformation en massue avec incurvation des ongles, reprendre de la manière la plus parfaite en 18 à 20 mois leur forme primitive.

En résumé, la théorie et l'observation démontrent surabondamment que, dans le cas d'épanchement un peu considérable, et toutes les fois qu'il existe une tension intra-pleurale un peu marquée, l'ouverture du thorax modifie en bien, et en bien seulement les fonctions circulatoire et respiratoire. Elle est incapable de déterminer la suffocation ; loin de là, elle diminue, presque toujours la dyspnée d'une façon notable, et elle le fait instantanément.

Il faut donc reléguer parmi les vieilles erreurs tout ce qui a été dit sur l'inconvénient qu'il y a dans l'opération de l'empyème à laisser pénétrer l'air dans le thorax, à vider tout le liquide d'un seul coup, etc. Le danger après la pleurotomie n'est pas là, il est dans des accidents d'un ordre tout différent, qui ne surviennent pas tout de suite, mais qui ne se font guère attendre, dans les accidents septiques bien connus qui compliquent la suppuration à l'air libre de toutes les grandes cavités. Mais ici les médecins sont très-puissants, ils le sont beaucoup plus qu'ils ne le croient en général ; la vie des malades est entre leurs mains. Ce n'est pas affaire de science, mais de zèle et de dévouement. Dupuytren disait n'avoir sauvé aucun de ses 52 opérés de l'empyème. Dans certains services de Paris on guérit maintenant plus de la moitié des malades ; et à mon sens on pourrait en guérir davantage. C'est un point sur lequel je reviendrai.

Paris. — Typ. A. PARENT, rue Monsieur-le-Prince, 29 et 31.